CON GRIN SUS CONOCIMIENTOS VALEN MAS

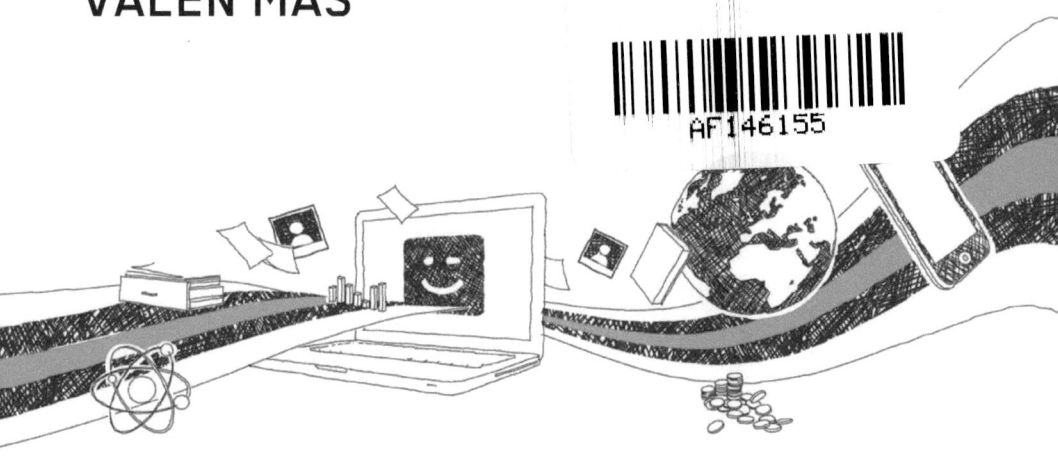
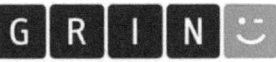

Bibliographic information published by the German National Library:

The German National Library lists this publication in the National Bibliography; detailed bibliographic data are available on the Internet at http://dnb.dnb.de .

Imprint:

Copyright © 2010 GRIN Verlag
Print and binding: Books on Demand GmbH, Norderstedt Germany
ISBN: 9783668725140

This book at GRIN:

https://www.grin.com/document/428143

Manuel Medina Suárez, Nodiel Sobrecuevas López

Tumor de parótida. Correlación citohistológica

GRIN Verlag

GRIN - Your knowledge has value

Since its foundation in 1998, GRIN has specialized in publishing academic texts by students, college teachers and other academics as e-book and printed book. The website www.grin.com is an ideal platform for presenting term papers, final papers, scientific essays, dissertations and specialist books.

Visit us on the internet:

http://www.grin.com/

http://www.facebook.com/grincom

http://www.twitter.com/grin_com

INSTITUTO SUPERIOR DE CIENCIAS MÉDICAS CAMAGÜEY

FACULTAD DE CIENCIAS MÉDICAS

Tumor de parótida. Correlación citohistológica

Trabajo para optar por el Título de Especialista de Primer Grado en otorrinolaringología

Las Tunas, 2005
"Año de la alternativa Bolivariana para las américas"

RESUMEN

Se realiza un estudio descriptivo prospectivo y longitudinal en 58 pacientes con aumento de volumen de aspecto tumoral en la glándula parótida en el Hospital "Dr Ernesto Guevara de la Serna"a los que se les realiza citología aspirativa previo al tratamiento quirúrgico y luego se compara con los especímenes histológicos de las piezas quirúrgicas. Se observa que el grupo etáreo más afectado corresponde a los pacientes mayores de 60 años (36.2%) manifestandose un comportamiento general similar entre ambos sexos, los resultados citológicos negativos predominan la serie representando el 70.7% de la muestra.La tumoración benigna que más se registra es el adenoma pleomorfo secundado por el tumor de Warthin y de las malignas el carcinoma mucoepidermoide y adenoideo quístico encabezan la serie. La parotidectomía subtotal conservadora es la técnica empleada por excelencia dentro de la modalidad quirúrgica mientras que la formación de seromas resulta la complicación postoperatoria más representativa. La precisión diagnóstica de la citología aspirativa y la evaluación de la misma con una especificidad de 100%, eficacia de 82.9%, sensibilidad 66.6% revela ser un procedimiento diagnóstico de certeza pero por su número de falsos negativos no es absolutamente segura como única prueba diagnóstica, más se piensa aumentará su fiabilidad diagnóstica si es completada con una buena anamnesis, un correcto exámen físico y estudio radiológico adecuado.

ÍNDICE

INTRODUCCIÓN

De todos los tejidos del cuerpo humano las glándulas salivales sin duda alguna es uno de los que mayor diversidad de aspectos histomorfológicos posee, a ello se debe la gran heterogeneidad de las lesiones tumorales que en ella se originan. (1)

Las patologías que afectan a este tipo de tejido presentan diferencias según el sitio anatómico donde se localicen ya que existen glándulas salivales mayores y menores. Las mayores están representadas por las parótidas, submaxilares y sublinguales mientras que las menores son aproximadamente de 600 a 700 glándulas distribuidas en todas las vías aerodigestivas superiores (VADS) con predominio en la cavidad bucal. (2)

Cuando valoramos las patologías de glándulas salivales mayores relacionamos generalmente a las sublinguales con la ránula, submaxilares con las litiasis y a las parótidas indefectiblemente con las neoplasias. (3-5)

Las tumoraciones parotídeas son variadas en su representación histológica y clínicamente son caracterizadas por su elevada incidencia con respecto a las tumoraciones del resto de las glándulas salivales, lo incierto de su comportamiento y su tendencia a recidivar. (6,7)

La ubicación y caracteres anatómicos de la glándula favorecen estas cualidades en su patología tumoral ya que se encuentra en la fosa retromandibular, rodeada de una cápsula discontinua en su polo inferior por donde estas tumoraciones pueden propagarse hacia la fosa pterigomaxilar o al espacio parafaringeo; la celda parotídea esta limitada en su mayor extensión por estructuras óseas, por delante el borde anterior de la rama ascendente de la mandíbula, por detrás el conducto auditivo externo y la cara anterior de la mastoide, por arriba el cigoma y por debajo en su porción cervical esta limitado por el viente posterior del músculo digástrico y el borde anterior del músculo esternocleidomastoideo.. El conducto excretor de Stensen (o Stenon)tiene unos 6 cm de longitud, emerge del borde anterior de la glándula, se extiende horizontalmente hacia delante inclinándose luego hacia adentro perforando de esta forma la cara externa del músculo buccinador para desembocar finalmente en el vestíbulo de la boca, frente al segundo molar superior. (8,9,10)

Como complemento de sus caracteres anatómicos, por el interior de la glándula transcurre el VII par craneal (facial), el cual tras penetrar en el espesor de la misma se dirige hacia fuera dividiéndose en dos ramas terminales en el 70% de las posibilidades (cervicofacial y temporofacial). En el 30% restantes no se logra sistematizar su división. Ambos troncos nerviosos se subdividen en el espesor de la glándula presentando una gran variabilidad anatómica que dificulta su disección quirúrgica. (11,12)

De forma general las neoplasias de las glándulas salivales constituyen del 3-4 % de todos los tumores de la economía y aproximadamente del 3-5% de los tumores de cabeza y cuello. (13,14,15)

En México los tumores originados en estas glándulas son poco frecuentes constituyendo alrededor del 5% de los tumores malignos. En Estados Unidos por su parte se estima una incidencia de diez casos por millón de habitantes conformando el 7% de todos los tumores epiteliales de las vías aereodigestivas superiores (VADS) registrándose 750 muertes anuales por esta patología en general. (16,17,18)

El cáncer en Cuba constituye la segunda causa de muerte para todos los grupos de edades desde 1958. Cada año se diagnostican entre 20 000 y 25 000 casos nuevos de cáncer, y fallecen entre 13 000 y 14 000 personas por esta causa. (19,20)

Las Tunas por su parte representan tasas de elevada incidencia de la enfermedad tumoral. El registro del año 1997-1998 reportó datos que la señalan como una de las

4

provincias de mayor incidencia de tumoraciones de cabeza y cuello (laringe) no obstante se observa un subregistro nacional y provincial de la patología tumoral de glándulas salivales. (20)

La mayoría de las neoplasias de glándulas salivales son benignas (80%); el porcentaje de malignidad es inversamente proporcional al tamaño de la glándula, 25% en parótidas, 40% en submaxilar y el 95% en las glándulas menores. Aproximadamente el 80% de los tumores que afectan a las glándulas salivales se localizan en la parótida, por lo que es la localización más frecuente seguida por la submandibular (10%), glándulas salivales menores (9%) y glándulas sublinguales (1%). (21,22,23)

El tumor benigno más frecuente en la parótida lo constituye el adenoma pleomorfo (tumor mixto) que sigue una evolución local con un crecimiento lento y expansivo que desplaza a las formaciones nerviosas pero no las infiltra; la edad de aparición se inicia a los 20 años con una edad media de 40 años. Existen otras variedades de tumoraciones benignas como el tumor de Warthin(cistoadenoma papilar linfomatoso), oncocitoma, adenoma de células basales, tumores monomórficos y otros. (17,24 -27)

Clínicamente la mayoría de las veces las tumoraciones benignas de parótidas se presentan como lesiones únicas, bien delimitadas, móviles a la palpación, indoloras, de crecimiento lento y sin compromiso de la actividad del VII par craneal (aunque se han descrito parálisis facial en pacientes portadores de tumoraciones benignas de parótidas),cuando dichas tumoraciones se localizan en el lóbulo profundo de la glándula, se mantienen estas características pero no hay movilidad a la palpación.(24,28 -31)

Los tumores malignos pueden presentarse también con las características clínicas anteriores, siendo signos de sospecha de malignidad el crecimiento rápido, presencia de dolor, compromiso de estructuras anatómicas circundantes y la paresia o parálisis del nervio facial a demás de presencia de adenopatías cervicales, aunque esta ultima presenta muy baja incidencia. (29,32-34)

La mayoría de los tumores malignos son carcinomas mucoepidermoides, carcinoma adenoideo quístico (cilindroma), carcinoma de células acinares y carcinoma pleomorfo. (29,33,35)

La patología salival clásicamente representada por los procesos tumorales e inflamatorios presenta un alto grado de complejidad, de ahí la extraordinaria importancia de los métodos diagnósticos que nos pueden facilitar datos fidedignos del funcionalismo y afectación glandular para efectuar un diagnóstico precoz y un oportuno y adecuado proceder terapéutico. (36-39)

El diagnóstico histológico es básico y clave en todas las enfermedades de las glándulas salivales y constituye la base de toda indicación terapéutica. Este estudio histológico está representado por la biopsia histológica mediante la realización del acto quirúrgico y la citología aspirativa con aguja fina. (39,40)

La rama de la citología aspirativa tiene sus inicios a finales de los años 20 del siglo pasado en el Memorial Hospital de la ciudad de New York, pero no es hasta la década de 1950 que se alcanza en Europa, por el instituto de Karolinska su instauración y sistematización en la patología salival. (41)

El papel de la citología aspirativa con aguja fina (C.A.A.F.) en esta patología es controvertido. Algunos autores señalan la necesidad de conocer con anterioridad la naturaleza histológica de la lesión, así como discriminar entre patología salivar y no salivar para poder adoptar, en función de su resultado, la actitud terapéutica correcta, argumentando que este procedimiento diagnóstico no suele presentar secuelas, tampoco es un factor importante en la incidencia de recurrencias o diseminación tumoral local;

6

mientras para otros autores puede enmascarar el diagnóstico anatomopatológico final mediante la producción de hemorragias, necrosis y/o proliferación reactiva de células de estroma o neoplásicas como respuesta a la agresión, además de los falsos resultados negativos debido a muestras no representativas o no satisfactorias constituyendo un problema persistente.(40-44)

Este trabajo está encaminado a relacionar la efectividad diagnóstica del método de la citología por aspiración con aguja fina en la patología tumoral parotídea de los pacientes atendidos en la consulta central de cirugía oncológica de cabeza y cuello en Las Tunas.

Objetivos
General

Evaluar el diagnóstico de la enfermedad tumoral parotídea mediante el método de la citología aspirativa con aguja fina en nuestro medio.

Específicos

1. conocer los grupos etáreos y sexos más afectados

2. Clasificar los resultados citológicos obtenidos

3. Relacionar la variedad citológica e histológica en las lesiones tumorales parotídeas benignas y malignas.

4. Definir la precisión diagnóstica del método de la citología aspirativa con aguja fina.

5. Determinar los principales parámetros para la evaluación del método de la citología aspirativa con aguja fina (sensibilidad, especificidad, eficacia y valores predictivos).

6. Identificar la modalidad terapéutica quirúrgica inicial empleada.

7. Precisar las complicaciones post operatorias del tratamiento quirúrgico que se presentaron.

7

MATERIAL Y METODO

Caracterización

Se realizó un estudio descriptivo prospectivo y longitudinal en pacientes con aumento de volumen de aspecto nodular en la glándula parótida que asistieron a la consulta central de cirugía oncológica de cabeza y cuello del Hospital General Docente Dr Ernesto Guevara de la Serna ubicado en la capital provincial de Las Tunas en el período comprendido entre enero de 2003 a abril de 2005

Universo y muestra

El universo objeto de estudio lo constituyen todos los pacientes que presentaron aumento de volumen de aspecto nodular de la glándula parótida y asitieron a la consulta central de cirugía oncológica de cabeza y cuello del Hospital General Docente Dr. Ernesto Guevara de la Serna en el período de tiempo estudiado que cumplieron con los criterios de inclusión y exclusión.

Criterios de inclusión

- Pacientes mayores de 15 años
- Todos los pacientes con aumento de volumen de aspecto nodular en parótida que se le realizó la citología aspirativa con aguja fina y biopsia histológica por parafina de las piezas quirúrgicas.

Criterios de exclusión

- Todos los pacientes que presenten aumento de volumen difuso de la glándula parótida
- Pacientes que no se realizaron la citología aspirativa con aguja fina.

8

- Pacientes que no se realizaron biopsia histológica por parafina de las piezas quirúrgicas
- Pacientes en edad pediátrica(menores de 15 años)

Metódica

Para el análisis de los objetivos se procedió a determinar el cumplimiento de algunas variables

Las variables a evaluar son:

• Edad

    o 15-19

    o 20-29

    o 30-39

    o 40-49

    o 50-59

    o 60 y más

• sexo

    - Masculino

    - Femenino

• Para dar cumplimiento al segundo objetivo se definió como resultados citológicos:

    o Positivos: Todos las citologías que muestren características citomorfológicas de neoplasias parotídeas malignas.

    o Negativos: Todas las citologías que no muestren características citomorfológicas de neoplasias parotídeas malignas.

o Sospechosas: Todas las citologías que muestren sugestividad de neoplasia parotídea.

o No útil: Todas las citologías en las que no sea posible realizar diagnóstico por mala calidad de la muestra o por ser esta insuficiente.

• Para dar cumplimiento al tercer objetivo se relacionan las diferentes variedades citológicas e histológicas de las tumoraciones parotídeas estudiadas.

A-Tumoraciones benignas.

o Adenoma pleomorfo (Tumor mixto)

o Cisto adenoma papilar linfomatoso (Warthin)

o Oncocitoma

o Adenoma de células basales

o Tumor monomórfico

B-Tumoraciones malignas

o Carcinoma mucoepidermoide

o Carcinoma adenoideo quístico (Cilindroma)

o Carcinoma de células acinares

o Carcinoma pleomorfo

o Carcinoma epidermoide (metastásico)

• Para dar cumplimiento al cuarto objetivo se realizó una comparación entre la positividad o no de los resultados obtenidos por el método de la citología aspirativa con aguja fina y los resultados histológicos obtenidos mediante la biobsia por parafina.

- o Verdadero positivo: Todos los casos en los que el diagnóstico citológico sospechoso o positivo se compruebe como patología tumoral maligna mediante la biobsia histológica por parafina.

- o Verdadero negativo: Todos los casos en los que el diagnóstico citológico negativo de patología tumoral maligna se compruebe mediante la biopsia histológica por parafina.

- o Falso positivo: Todos los casos en los que el diagnóstico citológico es positivo o sospechoso y la biopsia histológica por parafina informe patología salival benigna.

- o Falso negativo: Todos los casos en los que la citología aspirativa con aguja fina informe lesión tumoral benigna y la biopsia histológica informa lesión maligna o cuando la citología informa lesión no tumoral y la biopsia histológica revele una lesión tumoral benigna.

- Para evaluar el método de la citología aspirativa con aguja fina se definieron las siguientes variables

- o Sensibilidad: Proporción de resultados positivos correctos con respecto al total de patología tumoral maligna estudiada.

- o Especificidad: Proporción de resultados citológicos negativos correctos con respecto al total de patología tumoral benigna estudiada.

- o Eficacia: Proporción de resultados citológicos e histológicos coincidentes con respecto al total de casos estudiados

- o Índice predictivo positivo: Proporción de resultados citológicos correctos

- o Índice predictivo negativo: proporción de resultados citológicos incorrectos.

- Las modalidades terapéuticas empleadas son:

  1. Cirugía:

     - Parotidectomía subtotal con conservación del facial

     - Parotidectomía subtotal sin conservación del facial

     - Parotidectomía total con conservación del facial

     - Parotidectomía total sin conservación del facial

     - Vaciamiento de cuello funcional

     - Vaciamiento de cuello radical

     - Cervicotomía por T parafaríngea

  2. Mixta:

     - Cirugía más radioterapia

     - Cirugía más quimioterapia

     - Cirugía más radioterapia más quimioterapia

- Las complicaciones del tratamiento quirúrgico que pueden presentarse son:

  ❖ Sepsis de la herida quirúrgica

  ❖ Parálisis facial

  ❖ Fístula salival

  ❖ Síndrome de Frey

  ❖ Hemorragias

  ❖ Neuroma

  ❖ Hematoma

  ❖ Seroma

  ❖ No complicaciones

Técnicas y procedimiento

Para la toma de muestra se realizó la técnica de Söderstrom, utilizándose jeringuillas plásticas de 10 ml con aguja de calibre 23 o 25, el material aspirado se extendió en láminas porta objetos y se fijó con alcohol al 95%

las que finalmente fueron teñidas por la técnica de papanicolau modificada y hematoxilina-eosina, montadas en bálsamo de Canadá. El análisis citológico fue realizado por el servicio de anatomía patológica del mismo hospital y dentro de este por el mismo patólogo,al igual que el análisis histológico;ambos se realizaron por microscopía de luz con microscopios Olimpus con lentes de resolución de 10 x 40 dioptrías.

Recolección de la información

Estos datos se recogieron por medio de encuestas aplicadas a dichos pacientes y la observación documental de las historias clínicas, hojas de cargo, informes operatorios, protocolos y registros de estudios citológicos, biopsias y otros documentos recogidos en las historias clínicas

Discusión y síntesis

Para el análisis establecido de los resultados los datos obtenidos fueron procesados con ayuda de una microcomputadora Pentium III ,se realizaron análisis estadísticos de la información mediante las pruebas de Chi-cuadrado con una significación estadística de P 0,05 donde se obtuvieron los valores porcentuales de todas las variables los cuales se compararon con los obtenidos por otros autores llegando a establecer nuestras propias conclusiones.Los resultados obtenidos se presentaron en cuadros de distribución de frecuencias simples y absolutas creadas al efecto y acorde a los objetivos establecidos.

Recursos materiales y humanos

Recursos materiales

- Hojas

- Lapicero

- Disco floppy

- Computadora

- Cinta de impresora

- Impresora

Recursos humanos

- Médico especialista en otorrinolaringología

- Médico especialista en anatomía patológica

- Médico residente de otorrinolaringología

- Analista de computación

ANÁLISIS Y DISCUCIÓN DE LOS RESULTADOS

En este trabajo se analizaron 58 pacientes con tumoraciones parotídeas de las cuales el mayor porciento 36.2% correspondió al grupo etáreo representado por los pacientes que superaron la sexta década de la vida; resultando el 72.4% de la muestra mayores de 40 años. Lo que puede estar en relación con procesos degenerativos propios del envejecimiento fisiológico que lo hace más suseptible a la oncogénesis. (Ver cuadro 1 del anexo). Así lo refleja la literatura revisada. (7,45) En cuanto al sexo, se determinó un comportamiento similar entre ambos, con un discreto predominio del sexo femenino 51.3% sobre el masculino 48.3% coincidiendo con las estadísticas publicadas hasta el momento. (46,47,48)

Referente al diagnóstico citológico obtenido por el método de la citología aspirativa con aguja fina, cómo muestra el cuadro 2, se presentó un franco predominio de resultados negativos representando el 70.7% de la muestra, seguido de los resultados positivos con 20.7% y luego las no útiles y sospechosas con 5.2% y 3.4% respectivamente. Estando en concordancia con la literatura revisada, estimandose que alrededor del 80% de las lesiones tumorales que se presentan en la glándula parótida son benignas y que el porciento de malignidad de forma general en las glándulas salivales es inversamente proporcional a su tamaño. (21,22,23,46,49,50)

El cuadro 3 –A, muestra la relación cito-histológica en las lesiones tumorales benignas, predominando entre estas el adenoma pleomorfo tanto para el estudio citológico como para el histológico con 56.2% y 53.7% respectivamente. Consecutivamente le sigue en frecuencia el tumor de Warthin (cistadenoma papilar linfomatoso) con una relación cito-histológica de 21.9% para ambos; no presentando el resto de las tumoraciones benignas

15

proporciones estadísticamente significativas. En otros estudios comparativos se encuentran resultados similares al nuestro cómo los realizados por Estupiñan Romero y Pérez Fernández en Holguin, los realizados en Camaguey por García-Roco,además de los resultados observados en Villa Clara por Rodríguez Jiménez, entre estos, otros estudios internacionales, tambien coinciden. (17,24,46,47,48)

Dentro de las lesiones tumorales malignas más frecuentes prevalece el carcinoma mucoepidermoide tanto por el diagnóstico citológico como histológico representando el 57.1% de las citologías positivas y el 52.9% de las histologías malignas, secundado por el carcinoma adenoideo quístico (cilindroma) con 21.4% y 23.5% respectivamente como muestra el cuadro 3 -B. Correspondiendose con resultados reportados en recientes estudios nacionales e internacionales como los realizados por Frade González y colaboradores en España y los realizados por García-Roco en el 2003 y Rodríguez Jiménez en el 2002 en Camaguey y Villa Clara respectivamente, entre otros (29,33,34,47,48).

Aunque en 1981, en el Instituto Nacional de Oncología y Radiobiología de Ciudad de la Habana, Canovas y Fernández Mirabal, en un periodo de Quince años, con una muestra 102 pacientes portadores de neoplasias parotideas malignas, reportó al carcinoma epidermoide y al adenocarcinoma con 31.4%, cada uno como la tumoración maligna más frecuente, seguido del carcinoma adenoideo quístico (Cilindroma) 12.6 % y el mucoepidermoide 10.8%(51). En el 2003, Medina Suárez, Ferbeyre Binelfa y Fernández Mirabal en la misma Institución reportarón al carcinoma adenoideo quístico como la neoplasia maligna más frecuente en dicha glándula salival en un estudio de diez años (52). Mientras en Santiago de Cuba, Rodríguez Marzo y colaboradores, tambien reportan al cilindroma como neoplasia maligna más frecuente en la glándula parotida, para diferir con los resultados de nuestro trabajo (53).

Al analizar la precisión diagnóstica de la citología aspirativa con aguja fina (Ver cuadro 4), más de la mitad (58.6%) de los resultados citológicos comparados con los especimenes de las piezas quirúrgicas correspondió a verdaderos negativos. Este elevado índice puede estar en relación con el alto porcentaje de patología tumoral benigna con respecto a la maligna encontrado en nuestro estudio, como puede observarse en los cuadros 3-A y 3-B, así como la alta incidencia por consiguiente de resultados histológicos negativos. En frecuencia le suceden los verdadero positivos, representando el 24.1% y consecutivamente un 12.1% de falsos negativos, no reportandose ningún falso resultado positivo aunque del total de resultados citológicos, 3 no fueron útiles para el diagnóstico por muestra insuficiente o de mala calidad (material necrótico sin celularidad viable), no pudiendo establecerse correlación con resultados histológicos por la biopsia de parafina en el 5.2% de los casos. Lo cual supone una precisión diagnóstica que carece de confiabilidad absoluta fundamentalmente para procesos malignos por el número considerable de falsos resultados negativos 7 (12.1%) y no útiles 3 (5.2%) representando un riesgo importante de tratamientos incorrectos e incompletos. Estando en concordancia con la literatura revisada. (41,48,49,50) A pesar que Rodríguez Marzo y colaboradores no reportan ningún falso resultado negativo y sólo un falso resultado positivo en su serie abogando por la alta precición diagnóstica de este método. (53)

Al evaluar el proceder de la citología aspirativa con aguja fina en estas lesiones tumorales (Ver cuadro 5) se obtuvo una sensibilidad de 66.6%, una especificidad

De 100% y una eficacia de 82.7% mostrando un indice predictivo positivo y negativo de 100% y 82.9% respectivamente; demostrando ser un método de certeza a pesar de los falsos resultados negativos y no útiles arrojados. No obstante dada a la posibilidad de obtener muestra insuficiente para el diagnóstico o bien porla aparición de citologíias negativas por error de muestreo, no recomendamos la utilización de este método como único procedimiento diagnóstico. En cambio en conjunción con una buena anamnesis, un minucioso y detallado exámen fíisico y otras técnicas de exploración fundamentalmente las técnicas de imagen podría ser muy útil.

Resultados muy similares se registran en la literatura como los referidos por Llopis Arquer y Campos Dana en el III congreso de la sociedad Valenciana de otorrinolaringología y cirugía cervico facial y los de Rodríguez Jiménez y colaboradores (39,48). A pesar que otros autores reportan en sus trabajos resultados superiores en casi todos los parámetros a excepción del índice predictivo positivo describiendo valores muy por debajo de los alcanzados en nuestra serie.(49,53)

En el cuadro 6 relacionamos la modalidad terapéutica empleada en estos pacientes donde se evidencia dentro del tratamiento quirúrgico a la parotidectomía subtotal con conservación del facial como la técnica quirúrgica empleada por excelencia en nuestra muestra, 45 casos para un 77.6%. Teniendo en cuenta que el objetivo fundamental de la cirugía parotídea es la extirpación completa del tumor con razonable convencimiento de evitar las recidivas y conservar la función del nervio facial cuando oncológicamente sea posible. y dado al elevado número de patología tumoral benigna y algunas malignas con bajo grado de malignidad, que no interesaron en su ubicación al nervio facial representados en nuestro estudio. Se justifica este comportamiento. Estando avalado lo anterior por varios autores. (2,4,42,44,46,54) La segunda técnica más empleada resultó ser la parotidectomía total con concervación del facial, utilizada en 8 pacientes para un 13.8%; seguida de la parotidectomía total sin conservación del facial utilizada en un 6.9%. Esta se asoció a vaciamiento linfático radical de cuello por tumores de elevado grado de malignidad y ganglios positivos de metástasis regionales a los que se complementó con radioterapia y poliquimioterapia por presentar estadío avanzado de la enfermedad con el objetivo de mejorarles la calidad de vida.(32,43,44,46)

Siendo la parotidectomía una técnica quirúrgica cuidadosa y compleja, las complicaciones inherentes a la misma se presentan con relativa frecuencia, de ahí el elevado número de pacientes en nuestra serie (48.3%), que presentaron complicaciones postquirurgicas siendo de ellas la más frecuente fue el seroma con 10 casos para un17.2%, seguido del sindrome de Frey con 10.3% y consecutivamente le suceden la parálisis facial 8.6%, la sepsis de la herida quirúrgicas y el hematoma con 5.2% cada una, por último la fístula salival con sólo un caso reportado para 1.7%. En la literatura se reporta a la parálisis facial como la complicación más frecuente del tratamiento quirúrgico dado a que los caractéres anatómicos variables de la disposición intraparotídea del facial, tanto en el proceso de crecimiento tumural, como por manipulación quirúrgica, pueden lesionarse(17,32,46,48,53). En nuestra serie las parálisis faciales ocurridas se presentarón como complicación inherentes de técnicas quirúrgicas aplicadas en tumoraciones que requieren el sacrificio del nervio facial, y solo representando el 8.6 % de la serie ocupando el tercer lugar en frecuencia dentro del total de complicaciones presentadas.

CONCLUSIONES

1- El grupo etáreo más afectado corresponde a los mayores de 60 años; no mostrando esta patología predilección por uno u otro sexo.

2- Se obtuvo un franco predominio de resultados citológicos negativos (70.7%).

3- El tumor benigno más frecuente es el adenoma pleomorfo, seguido del tumor de Warthin; mientras que de los malignos, el carcinoma mucoepidermoide y el cilindroma aventajan al resto.

4- El número de falsos resultados negativos que reporta la citología aspirativa, la hacen carecer de confiabilidad absoluta.

5- Con una sensibilidad de 66.6%, una especificidad de 100%,eficacia de 82.7%,indice predictivo negativo de 82.9% y positivo de 100% es avalada como un método diagnóstico de certeza.

6- La parotidectomía subtotal con concervación del facial, es la técnica quirúrgica empleada por excelencia.

7- La presencia de complicaciones luego del tratamiento quirúrgico no resulta inusual, siendo la formación de seromas la más frecuente entre estas.

BIBLIOGRAFÍA

1-Dardick I, Van Nostrand AWP: Morphogenesis of salivary gland tumour: a prerequisite to improving classification. Pathol Annu (pt1): 1-53.

2- Batsakis JG, Regezi JA: the patology of head and neck tumours: Salivary glands,part1,Head Neck Surg 1:59,1998

3-Chuchi A.Patología tumoral.En:Abello P, Trasera J.Otorrinolaringología,barcelona:Ediciones Doyma,1992:628-631

4-Toroella Mata E.Afeccines quirúrgicas de las glandulas salivales.En:Cirugía La Habana:Editorial Pueblo y educación,1989:124-141

5-Johns ME.Management of the primary site:Salivari glands.En:H C Pillsburg,M M Goldsmith.Operative challenger in otolaryngology head and neck surgery.Chicago:Year book medical publishers,1990:377-87

6-Shaha A R.Cancer de la cabeza y del cuello.En:Geral y Murphy,Walter Laurence,Raymand E Lenhard.Oncologia clinica.segunda edición Washington:OPS,1996:419-23(OPS.Publicación científica;559) .

7-Suen James J,Snyderman N L.Benign neoplasms of the salivary glands.En:Churles W Cummings,Jhohn M Fredrickson,Lee A Harker,Et al.Otolaringology-head and neck surgery.2 ed.St Louis:Mosby Year book,1993:1029-42

8-Chuchi A.Anatomia,fisiología y semiologia. En: Abello P, Trasero J. Otorrinolaringología.Barcelona:Ediciones Doyma,1992:621-24

9- Blanco Saiz, I. Gómez-Barquin, R. Diez Esteban. Agenesia bilateral de glándulas parótidas. Revista española de medicina nuclear,02 2003;22:105-105

10- Martínez Vidal A, Bertán Mendizábal JM, Cabezudo García L, Cobeta Marcol .
Otorrinolaringología básica. ed.Ergon,S.A>Madrid,1988

11-Koide C,Imaid A ,Nagaba A ,Takahashit:Pathological findings of the facial nerve palsy
associated with benign parotid tumor.arch otolaringol head and neck
surgery.1994,120:410-22

12-Mirza N,Crumley R:Facial parálisis in a osseus parotid tumor:A case report.Otolaringol
head end neck surgery.1993,108:367-71

13- Spiro R.H.Salivary neoplasm's: overview of a 35 year experience with 2807 patients.
Head and neck surg 1986; 8:177

14- García Montesinos JL,Beltrán Mayor J.Tumores de la Glándula parótida: Diagnóstico
por imagen. En: Llopis Arquer F,Campos Dana JJ. Patología de las glándulas
salivales Valencia.1995; 63-72

15- Veronesi U, Bocca E, Molinari R. E Emanuelli H. (eds.):I Tumory della testa e del
collo, C.E.A. Ed.,Milano,1979

16- Rodriguez-Cuevas S, Labastida A.S.Baena L. Gallegos F.Risk of nodal metastases
from malignant salivary gland tumour related to tumour size and grade of
malignancy. ear Arch Otorrhinolaryngol 1995; 252:139

17-Kaplan M, Johns M. Malignant neoplasm in cummings Wc et al. Otolaringology head
and neck surgery 2 da ed Mosby Tomo II. 1993,1043-76

18-Shaha AR, Byer RM, Terz JJ. Parotid gland cancer. Surgical cancer sites. Oncology
1997;11:6

19- Díaz Martínez Jr, Azcue Bilbao M, y cols. carcinoma laríngeo. Incidencia en Inor en
10 anos(1981-1990). oncología 1997;2:101-104

20- Registro Nacional del cancer. Inor. Cuba.1999. Monografía

21-Gonzáles Barrón M. Avances en cáncer de cabeza y cuello. SMAR Servicio grafico, SL. Madrid, 1992

22-Spiro RH,Thaler HT,Hicks WF,et al. The importance of clinical staging of minor salivary gland carcinoma. AMJ Surg 162 (4): 330 6,1991

23- Batsakis JG, Regezi JA: the pathology of head and neck tumours: Salivary glands, part 4, Head Neck Surg 1:340,1979

24-Campos JJ, Fontal M, Nuñez M, Ferrando MC. Tumores de las glándulas salivales (I): Adenomas. En: Llopis Arquer F, Campos Dana JJ. Patología de las glándulas salivales. Valencia. 1995,144-50

25-Zabaleta M,Infante J.C.Patologia de glandulas salivales mayores. Acta otorrinolaringología española.1997;44(1):563-69

26- M. Bravo Mata. A. Pérez Muñozuri, L. Monasterio. Corral. Masa cervical. Anales españoles de pediatría, 06 2000;52:583-585

27-Philips P P,Olsen K D.Recurrent pleomorphic adenoma of the parotid gland:Report of 126 cases and review of the literature.Awn otorrhinlaryngol.1995,104:100-04

28- M. A. Alba, V. Artigas, et al. Tumor de warthin. Cirugía española, 6 1999;65:486-489

29-Gonzalez perez L M,Blanco Villero J M.Neoplasias de las glandulas salivares:revision clinico-morfologica.Medicina militar,1993;49(3):28-35

30-Jecker P,Hartwin J:Facial parálisis in benign parotid tumor.Laringorhinnootology.1993,73:204-6

31-San cipriano J A,Santa cruz S,Blanco P,Suarez S,et al.bilateralidad en los tumores de warthin.Presentación de un caso y revisión de la literatura.Acta de otorrinolaringología española,1996;47:157-9

32- Spiro R.H.Management of malignan tumours of the salivary glands. Oncology1998; 12:671

33-Campos JJ, Zaragosi JM, Martínez L,Fontal M. Tumores de las glándulas salivales (II): Carcinomas. En: Llopis Arquer F,Campos Dana JJ. Patología de las glándulas salivales. Valencia. 1995,153-67

34-Frade Gonzalez C,Lozano A,Cajade J,Minguez I,Martín C,Lobellat.Carcinoma de celulas pequeñas neuroendocrina de glandulas salivales mayores.Presentación de dos casos clinicos y revisión de la literatura.Acta otorrinolaringología española.1997;48(5):392-9

35- M. Arenas, A Rovirosa, C. Mllofré, A. Biete. Mioepitelioma maligno de la Glándula parótida. Revista de oncología, 2 1999; 1:105

36-Shuller DC, Scheyning AJ. Infections,inflammations and neoplasms. En: Otolaryngology head and neck surg. 8 ed. 1994; 235-46

37- A.Concheiro Guisán, E. Bellever Casrañón. R. Garrido Romero. Parotiditis crónica recurrente juvenil. Anales españoles de pediatría, 05 2000;53:418-421

38- E. Calderón-Osuna. M. Vinuesa. P Fernández-Machín. Lesión linfoepitelial quística en parótida. Medicina clínica, 12 1995;105:461

39- Llopis Arquer F, Campos Dana JJ. Patología de las glándulas salivares. III Congreso de la sociedad valenciana de otorrinolaringología y patología cervicofacial. Valencia 1995

40-Seifer T G,Gobin L H,The World health organizations Histological classification of salivary gland tumor.Cancer 1992;70(2):379-85

41-Esqueredo J,Roselló Sastre E. Citología aspirativa de las glándulas salivares. En: Llopis Arquer F, Campos Dana JJ. Patología de las glándulas salivares. Valencia. 1995, 81-88

42-Contreras J,Bahamonde H.Manejo quirúrgico de las glandulas salivales.Revista de otorrinolaringología y cirugía de cabeza y cuello Soc Chilena;1995;55(8):59-64

43-Million RR, Cassisi NJ, Wittes RE. Cáncer de cabeza y cuello. En: Devita JR, Heltman/Rossemberg. Cáncer. Principios y práctica de oncología. Tomo I. 1984, 357-70

44-Amstrong JG, Harrison LB, Thaler HT et al. The indication of elective treatment of the neck in cancer of the major salivary glands. cancer 1992;69:615

45-Cotran RS, Kumar V, Collins Tucker. Neoplasias. En: Robbins Patología estructural y funcional. 6 ta ed,2000;277-345.

46-Estupiñán Romero I, Pérez Fernández J. Tumoraciones parotídeas. Comportamiento clínico. Servicio de ORL. Hospital Vladimir Ilich Lenin.(Tesis doctoral) Holguin. 1999

47-García-Roco Pérez O.Tumores de Glándulas salivales.Su comportamiento en 10 años de trabajo (1993-2002) En: Revista cubana de Estomatología.2003; 40 (3)

48-Rodríguez Jiménez R,Al-Omari Kassin et al.Afecciones quirúrgicas de glándulas salivales Mayores que requieren tratamiento. Estudio en 7 años. En: Revista cubana de Medicina.2002; 41 (5)

49-Prieto Rodríguez M, Artés Martínez MJ,et al.Eficacia diagnóstica de la PAAF en lesiones de glándula salival. Medicina oral. 1998; 2: 75-82

50-Costas A, Martin Granizo R,Monje F, Marrón C, Días F,Amigo A. Punción-Aspiración con aguja fina (PAAF) en las lesiones de glándulas salivales.Medicina oral.2000; 4: 519-27

51-Canovas EP,Fernández MA. Comportamiento clínico patológico de las neoplasias malignas de las gándulas parótidas.15 años en el INOR.(C Havana) 1981;24-8

52-Medina Suárez M, Ferbeyre Binelfa L, Fernández Mirabal A, et al. Carcinoma adenoideo quístico de las glándulas salivales: Experiencia en Cuba. Anales de otorrinolaringología Mexicana. 2003;48 (4) 30-35

53-Rodríguez Marzo I, Suárez Trejo M, Silva Trejo R, Hernández Santos R. Efectividad diagnóstica De las enfermedades de glándulas salivales. VI Congreso Virtual de anatomía patológica. Cuba. 2004

54-Estrada Sarmientos M, Virelles Espinosa I, Fernández Vega Borreto F. Resultados a largo plazo de la parotidectomía subtotal para tumores mixtos. En:Revista Cubana de Cirugía. 2001;40 (4)

55-Sánchez Ramos TM, Suárez Ortiz Y, Colmanero Martínez ME, Acosta Verges L. Utilidad de la Biopsia por aspiración con aguja fina en lesones de cabeza y cuello. VI Congreso Virtual de anatomía patológica. Cuba. 2004

56- Cirón Martínez G, Herrera Pérez MA, et al. Eficacia y aporte económico de la PAAF en Ganglio linfático. VI Congreso Virtual de anatomía patológica. Cuba. 2004

57- Babié Reyes B, Blanco Granada M, et al. Concordancia cito-histológica de las enfermedades de la glándula tiroides. En: Revista cubana de Oncología.2000; 16 (3) 177-82

58- Millares lópez R, Delgado Melendi C, Vilfor R. Punción aspirativa con aguja fina en el Hospital universitario estatal de Haití. Nuestra experiencia en dos años de trabajo. VI Congreso virtual de anatomía patológica. Cuba. 2004.

ANEXO 1

Cuadro 1. Relación de los pacientes con tumores de parótida en cuanto a sexo y edad.

Hospital Provincial Docente "Dr. Ernesto Guevara de la Serna". 2003-2005.

Grupo de edades	Masculinos		Femeninos		Total	
	No	%	No	%	No	%
15-19	1	1.7	3	5.2	4	6.9
20-29	1	1.7	3	5.2	4	6.9
30-39	2	3.4	6	10.3	8	13.8
40-49	4	6.9	3	5.2	7	12.1
50-59	6	10.3	8	13.8	14	24.1
60 y más	14	24.1	7	12.6	21	36.2
Total	28	48.3	30	51.7	58	100

Fuente : Expedientes clínicos del archivo estadístico.

28

Cuadro 2. .Distribución según los resultados citológicos en pacientes que presentaron tumoración en la glándula parótida. Hospital Provincial Docente "Dr. Ernesto Guevara de la Serna".2003-2005.

Diagnóstico citológico	No	%
Positivas	12	20.7
Negativas	41	70.7
Sospechosas	2	3.4
No útil	3	5.2
Total	58	100

Fuente: Registro de Citología y Biopsia, departamento de anatomía patológica.

Cuadro 3. A- Relación cito-histológica en lesiones tumorales parotídeas benignas. Hospital Provincial Docente "Dr. Ernesto Guevara de la Serna". 2003-2005.

Clasificación	Citología		Histología	
	No	%	No	%
Adenoma pleomorfo	23	56.2	22	53.7
Tumor de Warthin	9	21.9	9	21.9
Oncocitoma	0	0	2	4.9
Adenoma de células basales	1	2.4	2	4.9
Tumores monomórficos	1	2.4	3	7.5
Hemangiomas cavernosos	1	2.4	1	2.4
Paraganglioma	1	2.4	2	4.9
Lesiones benignas no neoplasicas	5	12.3	0	0
Total	41	100	41	100

Fuente : Registro de Citología y Biopsia, departamento de anatomía patológica.

Cuadro 3. B- Relación cito-histológica en lesiones tumorales parotídeas malignas. Hospital Provincial Docente "Dr. Ernesto Guevara de la Serna". 2003-2005.

Clasificación	Citología		Histología	
	No	%	No	%
Carcinoma mucoepidermoide	8	57.1	9	52.9
Carcinoma adenoideo quístico	3	21.4	4	23.5
Carcinoma de células acinares	1	7.2	2	11.8
Carcinoma Pleomorfo	2	14.3	1	5.9
Carcinoma epidermoide (metastásico)	0	0	1	5.9
Total	14	100	17	100

Fuente : Registro de Citología y Biopsia, departamento de anatomía patológica.

Cuadro 4. Distribución de los resultados según correlación cito-histológica en general (precisión diagnóstica). Hospital Provincial Docente "Dr. Ernesto Guevara de la Serna". 2003-2005.

Precisión diagnóstica	No	%
Verdadero positivo	14	24.1
Verdadero negativo	34	58.6
Falso positivo	0	0
Falso negativo	7	12.1
No correlacionado por		
Muestra no útil	3	5.2
Total	58	100

Fuente :Registros de citología y biopsia, departamento de anatomía patológica.

Cuadro 5. Evaluación del Método de la citología aspirativa con aguja fina en pacientes que presentaron tumoración en la glándula parótida. Hospital Provincial Docente "Dr. Ernesto Guevara de la Serna".2003-2005.

Parámetros	%
Sensibilidad	66.6
Especificidad	100
Eficacia	82.7
Índice predictivo positivo	100
Índice predictivo negativo	82.9

Fuente : Registro de estudios citológicos e Histológicos, departamento de anatomía patológica.

Cuadro 6. Relación de la modalidad terapéutica quirúrgica empleada en los pacientes afectados de tumor parotídeo. Hospital Provincial Docente "Dr. Ernesto Guevara de la Serna".2003-2005.

Modalidad Terapéutica Empleada	No.	%
• Cirugía		
-Parotidectomía subtotal con conservación del facial	45	77.6
-Parotidectomía subtotal sin conservación del facial	1	1.7
-Parotidectomía total con conservación del facial	8	13.8
-Parotidectomía total sin conservación del facial	4	6.9
-Vaciamiento de cuello funcional	0	0
-Vaciamiento de cuello radical	2	3.4
-Cervicotomía por "T" parafaríngea	0	0
• Mixta		
-Cirugía más radioterapia	15	25.9
-Cirugía más quimioterapia	0	0
-Cirugía más radioterapia más quimioterapia	2	3.4

Fuente: Expedientes clínicos. del archivo estadístico.

Cuadro 7. Complicaciones postoperatorias mediatas y tardías del

Tratamiento. Hospital Provincial Docente "Dr. Ernesto Guevara de la Serna".2003-2005.

Complicaciones	No	%
Sepsis de la herida Quirúrgica	3	5.2
Fístula salival	1	1.7
Hemorragias	0	0
Parálisis Facial	5	8.6
Síndrome de Frey	6	10.3
Neuroma	0	0
Hematoma	3	5.2
Serosa	10	17.2
Subtotal	28	48.3
No complicaciones	30	51.7
Total	58	100

Fuente : Expedientes Clínicos del archivo estadístico.

ANEXO 2

ENCUESTA DE GLANDULAS SALIVALES

HC-------------------- Edad---------------- Sexo--------------

1-Motivo de consulta: Aumento de volumen ----- Hallazgo fortuito -----
Dolor o molestia ------ Otros ------
Parálisis facial ------

2-Síntomas: Dolor ------- Ardor bucal -----
Parestesia ----- Trastornos olfatorios -----
Odinofagia ----- Parálisis del nervio ------
Hemorragia ----- Obstrucción nasal -------

3-Localización: a) Derecha ----- Izquierda ----- Bilateral -----
b) Cuerpo ------ Cola --------

4-Tamaño: _____

5-Consistencia: Blando ------- Elástica ------ Duro elástica ------
Renitente ---- Firme y dura -----

6-Tiempo de aparición: Una semana ----- De 3 a 6 meses ----- De 4 a 5 años -----
Un mes ------ D e 6 meses a 1 año -------
Tres meses ------ De 1 a 3 años ------ Más de 5 años -----

7-Tumor en el momento del diagnóstico:
Primario ----- Recidivante ----- Recidivante por 2da ocasión-----

8-Comportamiento biológico: Benigno ------- Maligno -------

9-Resultado de C.A.A.F. _____

10-Resultado de biopsia por parafina:_____

11-Tratamiento quirúrgico: a) Si -------- No --------
b) Tipo de Técnica: PSTCF ----- PTCF ------
PSTSCF ----- PTSCF -----
V de C radical ----- V de C funcional ---
Cervicotomía por T parafaringea --------

12-Complicaciones de la cirugía: Sepsis ----- Fístula salival ----- Hemorragias-----
Parálisis facial ----- Sind de Frey ----- Neuroma -----
No Complicaciones -----
13- Radioterapia(RTP) postoperatoria: SI ------ No ------

14-Fecha de operación _____ Fecha de recaída _____
Fecha de segunda recaída _____

15-Tratamiento de la recaída: Cirugía -----   RTP-----
Paliativo -----   Cirugía más RTP----

16-Fecha de la última noticia:
Vivo Controlado ------   Fallecido controlado ------
Vivo no controlado-----   Fallecido no controlado -----
Fallecido no controlado por otra causa -----

17-Antecedentes patológicos personales

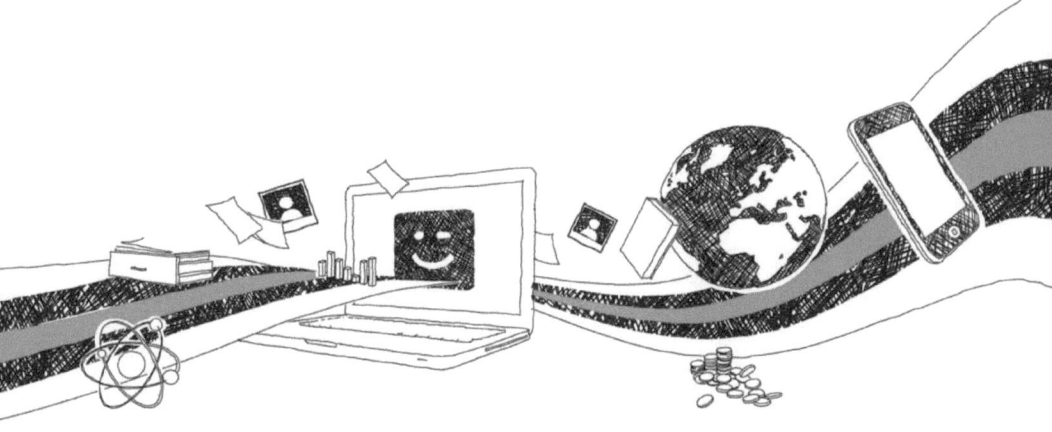
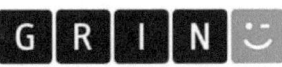